Diät-Kochbuch für Diabetische Gastroparese

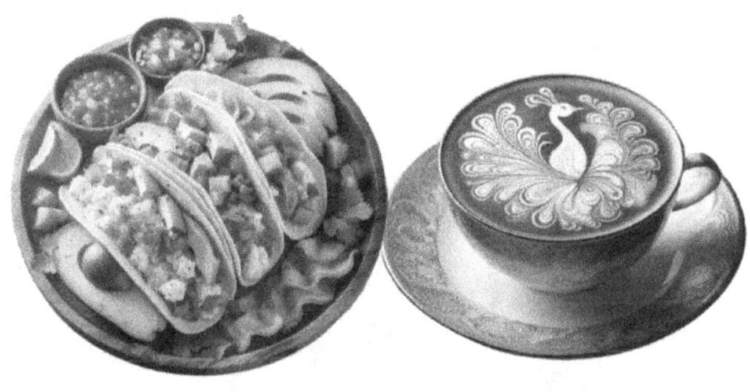

Verbessern Sie Ihren Blutzucker und Ihre Verdauung mit einer diabetischen Gastroparese-freundlichen Diät

Lanita Cruz

Copyright © 2024 von Lanita Cruz

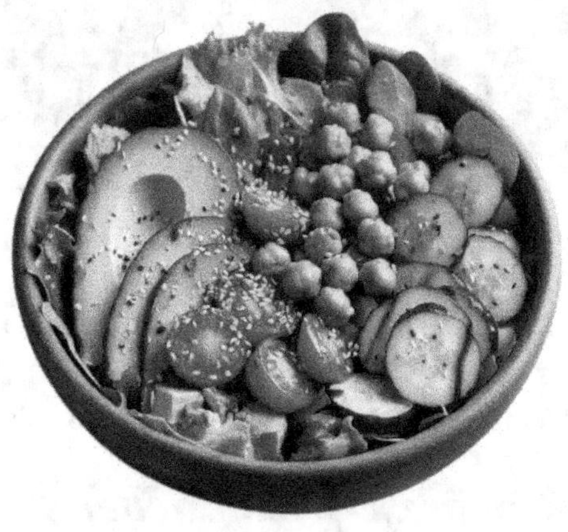

INHALTSVERZEICHNIS

Haftungsausschluss

Die in diesem Kochbuch bereitgestellten Informationen dienen ausschließlich Bildungs- und Informationszwecken. Es ist nicht als Ersatz für professionelle medizinische Beratung, Diagnose oder Behandlung gedacht.

Lassen Sie sich bei Fragen zu einer Erkrankung stets von Ihrem Arzt oder einem anderen qualifizierten Gesundheitsdienstleister beraten.

Die enthaltenen Rezepte und Ernährungsvorschläge basieren auf allgemeinen Grundsätzen und sind möglicherweise nicht für jeden geeignet.

Die individuellen Ernährungsbedürfnisse und Gesundheitszustände variieren und es ist wichtig, einen Arzt zu konsultieren, bevor Sie wesentliche Änderungen an Ihrer Ernährung vornehmen.

Autor und Herausgeber lehnen jede Verantwortung für etwaige Auswirkungen ab, die direkt oder indirekt aus der Nutzung oder dem Missbrauch der in diesem Kochbuch bereitgestellten Informationen resultieren.

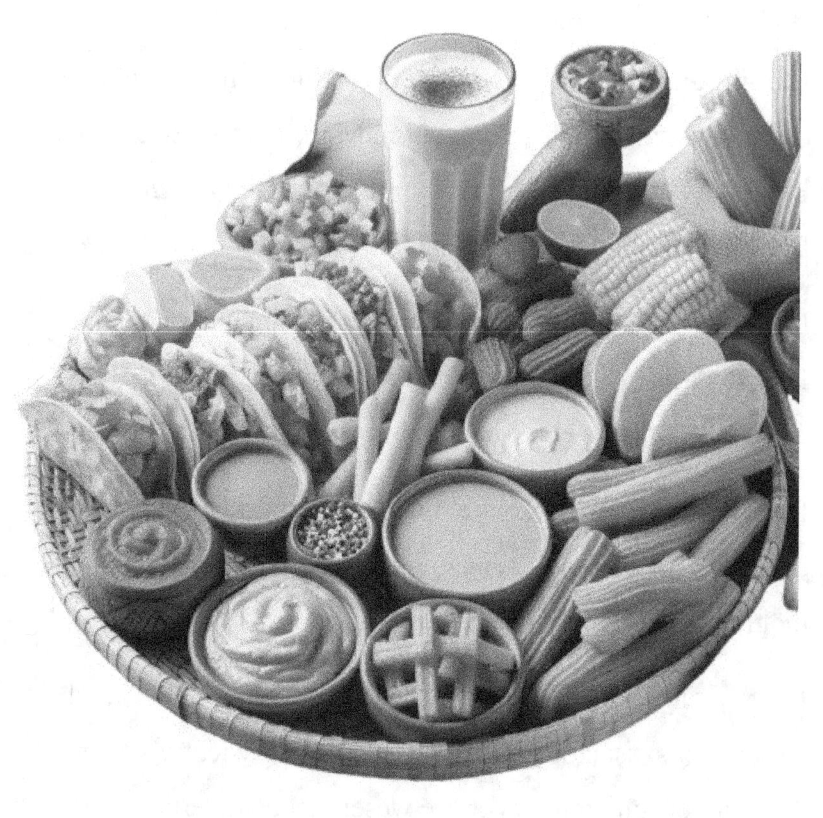

Einführung

Willkommen beim „Diabetic Gastroparesis Diet Cookbook", Ihrem unverzichtbaren Leitfaden zur Behandlung von diabetischer Gastroparese anhand einer sorgfältig zusammengestellten Sammlung köstlicher und gastroparesefreundlicher Rezepte.

Dieses Kochbuch soll Einzelpersonen bei der Bewältigung der Herausforderungen von Diabetes und Gastroparese unterstützen und bietet nicht nur eine Rezeptsammlung, sondern auch Einblicke in die Prinzipien der diabetischen Gastroparese-Diät.

Entdecken Sie auf dieser kulinarischen Reise die Vorteile einer Ernährung, die auf die besonderen Bedürfnisse von Menschen mit Gastroparese zugeschnitten ist.

Von detaillierten Lebensmittellisten bis hin zu einem umfassenden Einkaufsratgeber vermittelt Ihnen dieses Kochbuch das Wissen, um fundierte Entscheidungen zu treffen.

Ganz gleich, ob Sie Frühstück, Mittag- oder Abendessen planen oder Ihre Lust auf Süßes mit Desserts und Snacks stillen möchten, jedes Rezept ist darauf ausgelegt, zu nähren und zu erfreuen. Darüber hinaus finden Sie eine Auswahl an Getränken, die zur Diät bei diabetischer Gastroparese passen.

Um Ihre Reise in Schwung zu bringen, haben wir einen Beispiel-Speiseplan für 30 Tage beigefügt, der einen Fahrplan für eine ausgewogene und schmackhafte Ernährung bietet.

Entdecken Sie mit uns die Schnittstelle zwischen Gesundheit und kulinarischem Genuss, während wir uns auf dieses transformative kulinarische Abenteuer begeben.

KAPITEL 1

Prinzipien der diabetischen Gastroparese-Diät

1. **Ballaststoffarme, leicht verdauliche Lebensmittel:** Die Diät priorisiert ballaststoffarme Optionen, um die Verdauung zu erleichtern und das Risiko einer Verschlimmerung der Gastroparese-Symptome zu minimieren. Leicht verdauliche Lebensmittel sorgen für eine schonendere Passage durch das Verdauungssystem.

2. **Kleine, häufige Mahlzeiten**: Anstelle großer, seltener Mahlzeiten liegt der Schwerpunkt auf dem Verzehr kleinerer Portionen in häufigeren Abständen. Dies trägt zur Regulierung des Blutzuckerspiegels bei und entlastet das Verdauungssystem.

3. **Ausgewogene Nährstoffzufuhr:** Der Schwerpunkt liegt auf einer ausgewogenen Mischung aus Makronährstoffen, darunter Kohlenhydrate, Proteine und gesunde Fette. Dieses Gleichgewicht

trägt zu einem nachhaltigen Energieniveau bei und unterstützt die allgemeine Gesundheit.

4. **Achtsame Kohlenhydratauswahl**: Die Diät fördert die kluge Auswahl von Kohlenhydraten und bevorzugt komplexe Kohlenhydrate gegenüber einfachen Zuckern. Dieser Ansatz hilft bei der Kontrolle des Blutzuckerspiegels und der Abmilderung potenzieller Spitzen.

5. **Flüssigkeitszufuhr:** Eine ausreichende Flüssigkeitszufuhr ist von entscheidender Bedeutung. Die Grundsätze empfehlen eine achtsame Flüssigkeitsaufnahme zwischen den Mahlzeiten, um ein übermäßiges Völlegefühl beim Essen zu verhindern, eine häufige Herausforderung für Menschen mit Gastroparese.

6. **Individueller Ansatz**: Da die Erfahrung jedes Menschen mit Gastroparese einzigartig ist, betonen die Grundsätze, wie wichtig es ist, die Ernährung auf die individuellen Bedürfnisse und Toleranzen abzustimmen. Dies ermutigt die Leser, zu experimentieren und herauszufinden, was für sie am besten funktioniert.

Vorteile der diabetischen Gastroparese-Diät

1. **Symptommanagement**: Durch die Einhaltung der Diät bei diabetischer Gastroparese können Sie eine verbesserte Symptomkontrolle erzielen. Dazu gehören weniger Übelkeit, Blähungen und Beschwerden im Zusammenhang mit Gastroparese, was zu einer verbesserten Lebensqualität beiträgt.

2. **Stabilisierter Blutzuckerspiegel**: Einer der Hauptvorteile dieser Diät ist ihre Auswirkung auf die Blutzuckerkontrolle. Durch eine bewusste Auswahl der Lebensmittel können Sie Ihren Blutzuckerspiegel besser regulieren, Schwankungen minimieren und die allgemeine Stoffwechselgesundheit fördern.

3. **Verbesserter Verdauungskomfort**: Der Schwerpunkt auf leicht verdauliche, ballaststoffarme Lebensmittel unterstützt einen angenehmeren Verdauungsprozess. Dadurch kann das Verdauungssystem entlastet und Beschwerden

wie eine verzögerte Magenentleerung gelindert werden.

4. **Energieausgleich**: Die ausgewogene Verteilung der Makronährstoffe in der Diät bei diabetischer Gastroparese trägt dazu bei, den ganzen Tag über ein gleichmäßiges Energieniveau aufrechtzuerhalten. Dadurch wird sichergestellt, dass Sie die notwendigen Nährstoffe erhalten, ohne das Verdauungssystem zu überlasten.

5. **Verbesserte Nährstoffaufnahme**: Der Fokus auf nährstoffreiche Lebensmittel verbessert die Aufnahme lebenswichtiger Vitamine und Mineralstoffe. Dies ist besonders wichtig, da eine beeinträchtigte Verdauung die Fähigkeit des Körpers beeinträchtigen kann, Nährstoffe aus der Nahrung zu extrahieren.

6. **Gewichtsmanagement**: Die Diät bietet einen strukturierten Ansatz zur Kalorienaufnahme und hilft Ihnen, ein gesundes Gewicht zu erreichen und zu halten.

7. **Ermächtigung durch Wissen**: Dieser Abschnitt vermittelt Ihnen ein tieferes Verständnis dafür, wie

sich Ernährungsgewohnheiten auf Ihre Gesundheit auswirken. Mit diesem Wissen können Sie fundierte Entscheidungen treffen, die auf ihre individuellen Bedürfnisse und Vorlieben abgestimmt sind.

Lebensmittel zum Essen

- **Schlanke Proteine**: Integrieren Sie magere Proteinquellen wie Geflügel, Tofu, Fisch und Hülsenfrüchte. Diese Optionen liefern essentielle Aminosäuren für die Muskelgesundheit, ohne das Verdauungssystem zu überlasten.

- **Weich gekochtes Gemüse**: Entscheiden Sie sich für gut gekochtes, ballaststoffarmes Gemüse wie Karotten, Zucchini und Spinat. Diese Auswahl gewährleistet eine nährstoffreiche Ergänzung zu den Mahlzeiten und schont gleichzeitig den Verdauungstrakt.

- **Reife Früchte**: Wählen Sie reife Früchte, die weniger Ballaststoffe enthalten, wie Bananen, Melonen und geschälte Äpfel. Diese Früchte sorgen für natürliche Süße und wichtige Vitamine, ohne die Verdauung übermäßig zu belasten.

- **Weiße Körner und Stärken:** Nehmen Sie weißen Reis, Nudeln und Brot als Grundnahrungsmittel. Diese leicht verdaulichen Kohlenhydrate stellen eine stabile Energiequelle dar und minimieren gleichzeitig das Risiko von Magen-Darm-Beschwerden.

- **Fettarme Milchprodukte**: Nehmen Sie fettarme Milchprodukte wie Joghurt und Milch in Maßen zu sich. Diese Produkte enthalten Kalzium und Eiweiß ohne überschüssiges Fett, das möglicherweise schwerer verdaulich ist.

- **Nussbutter**: Nussbutter wie Mandel- oder Erdnussbutter ist eine hervorragende Quelle für gesunde Fette und Proteine. Verteilen Sie sie auf weichen Crackern oder mischen Sie sie in Smoothies für einen sättigenden Snack.

- **Suppen und Brühen**: Warme Suppen und Brühen aus leicht verdaulichen Zutaten sind nicht nur wohltuend, sondern tragen auch zur Flüssigkeitszufuhr und Ernährung bei. Wählen Sie

Suppen auf Brühenbasis mit gut gekochtem Gemüse und magerem Eiweiß.

- **Eier**: Eier sind eine vielseitige und proteinreiche Option, ob als Rührei, gekocht oder in Gerichte eingearbeitet, sie liefern wichtige Nährstoffe und sind im Allgemeinen gut verträglich.

- **Gekochte Cerealien:** Entscheiden Sie sich für gekochtes Getreide wie Haferflocken, Weizenbrei oder Reisbrei. Diese weichen und leicht verdaulichen Körner dienen als gesunde Frühstücksoption.

- **Kräuter und Gewürze**: Würzen Sie Mahlzeiten mit Kräutern und Gewürzen, um den Geschmack zu verbessern, ohne zu viel Salz oder Zucker hinzuzufügen. Zu den gängigen Gerichten gehören Ingwer, Minze und milde Gewürze, die zu einem angenehmen kulinarischen Erlebnis beitragen.

Lebensmittel zu vermeiden

- **Ballaststoffreiche Lebensmittel:** Begrenzen Sie den Verzehr von ballaststoffreichen Lebensmitteln, einschließlich Vollkornprodukten, Kleie und rohem Gemüse. Diese können aufgrund ihrer langsameren Verdauungsgeschwindigkeit zu Magenbeschwerden und -beschwerden führen.

- **Zähes oder faseriges Fleisch:** Entscheiden Sie sich für magere und zarte Fleischstücke und vermeiden Sie zähere oder fadenziehende Optionen. Bevorzugen Sie Hackfleisch oder Hackfleisch, da diese im Allgemeinen leichter verdaulich sind.

- **Rohe Früchte mit Schale:** Vermeiden Sie Früchte mit zäher Schale, Kernen oder hohem Ballaststoffgehalt. Beispiele hierfür sind Beeren, Zitrusfrüchte mit Membranen und Früchte mit Samen, da diese die Symptome einer Gastroparese verschlimmern können.

- **Kreuzblütler:** Minimieren Sie den Verzehr von Kreuzblütlern wie Brokkoli, Blumenkohl und Rosenkohl. Obwohl sie nährstoffreich sind, können sie schwierig zu verdauen sein und zu Blähungen und Unwohlsein führen.

- **Fettreiche Milchprodukte:** Reduzieren Sie den Verzehr von fettreichen Milchprodukten wie Vollmilch, Sahne und reichhaltigem Käse. Diese Lebensmittel können die Verdauung verlangsamen und zu einem Völlegefühl führen.

- **Frittierte und fettige Lebensmittel:** Vermeiden Sie frittierte und fettige Speisen, die der Magen nur schwer verarbeiten kann. Entscheiden Sie sich für Kochmethoden wie Backen, Dämpfen oder Grillen, um die Verdauung schonender zu beeinflussen.

- **Kohlensäurehaltige Getränke:** Minimieren oder eliminieren Sie kohlensäurehaltige Getränke, da diese zu Blähungen und Blähungen führen können. Wählen Sie stattdessen stilles Wasser oder Kräutertees, um ausreichend hydriert zu bleiben.

- **Süßigkeiten mit hohem Zuckergehalt:** Begrenzen Sie den Verzehr von Süßigkeiten, Bonbons und Desserts mit hohem Zuckergehalt. Entscheiden Sie sich für Zuckerersatzstoffe oder Rezepte mit kontrolliertem Zuckergehalt, um den Blutzuckerspiegel effektiv zu kontrollieren.

- **Alkohol:** Reduzieren oder eliminieren Sie den Alkoholkonsum, da dieser die Verdauung verlangsamen und mit Medikamenten interagieren kann. Wenn Sie es konsumieren, tun Sie dies in Maßen und konsultieren Sie medizinisches Fachpersonal.

- **Scharfe Speisen:** Reduzieren Sie scharfe Speisen, da diese Magenbeschwerden und Reflux auslösen können. Entscheiden Sie sich für mildere Kräuter und Gewürze, um Mahlzeiten zu würzen, ohne Reizungen zu verursachen.

Umfassende Einkaufsliste für die Diät bei diabetischer Gastroparese

Proteine:

- Geflügel ohne Haut (Huhn oder Truthahn)

- Magere Stücke vom Rind oder Schwein (gemahlen oder gehackt)

- Fisch (z. B. Lachs, Tilapia)

- Tofu oder Tempeh

- Eier

Gemüse (ballaststoffarm und gut gekocht):

- Möhren

- Zucchini

- Spinat

- Paprika (entkernt)

- Gurken (geschält)

Früchte (reif und ballaststoffarm):

- Bananen

- Melonen (Melone, Honigmelone)

- Geschälte Äpfel

- Birnen (geschält und weich)

- Avocados

Getreide und Stärke (weiß und raffiniert):

- weißer Reis

- Pasta (weiß oder raffiniert)

- Weißbrot oder Wraps

- Haferflocken

- Quinoa (in Maßen)

Milchprodukte (fettarme Optionen):

- Fettarmer Joghurt

- Magermilch oder fettarme Milch

- Hüttenkäse (fettarm)

- Hartkäse (in Maßen)

Nussbutter:

- Mandelbutter

- Erdnussbutter

Kräuter und Gewürze:

- Ingwer

- Als

- Zimt

- Basilikum

- Oregano

Frühstücksrezepte für die Diät bei diabetischer Gastroparese

Weiße Cheddar-Zucchini-Muffins

- **Vorbereitungszeit:** 20 Minuten

- **Dient**: 12 Muffins

Zutaten:

- 2 Tassen geriebene Zucchini

- 1 Tasse scharfer weißer Cheddar-Käse, gerieben

- 1 1/2 Tassen Allzweckmehl

- 1/2 Tasse Vollkornmehl

- 1 Teelöffel Backpulver

- 1/2 Teelöffel Backpulver

- 1/2 Teelöffel Salz

- 1/4 Teelöffel schwarzer Pfeffer

- 2 große Eier

- 1/2 Tasse ungesalzene Butter, geschmolzen

- 1/2 Tasse griechischer Naturjoghurt

- 1 Esslöffel Dijon-Senf

- 1 Esslöffel frischer Schnittlauch, gehackt

Nährwert-Information: Kalorien: 180 | Protein: 7g | Kohlenhydrate: 15g | Fett: 10g | Ballaststoffe: 2g

Anweisungen:

1. Den Backofen auf 190 °C vorheizen und eine Muffinform einfetten.

2. Entfernen Sie überschüssige Feuchtigkeit aus den zerkleinerten Zucchini, indem Sie sie mit einem Küchentuch ausdrücken.

3. In einer großen Schüssel Mehl, Backpulver, Natron, Salz und schwarzen Pfeffer vermischen.

4. In einer anderen Schüssel Eier, geschmolzene Butter, griechischen Joghurt und Dijon-Senf verquirlen.

5. Fügen Sie die feuchten Zutaten der trockenen Mischung hinzu und rühren Sie, bis alles gut vermischt ist.

6. Geriebene Zucchini, weißen Cheddar und gehackten Schnittlauch unterheben.

7. Den Teig in Muffinförmchen füllen und diese jeweils zu etwa zwei Dritteln füllen.

8. 18–20 Minuten backen oder bis ein Zahnstocher sauber herauskommt.

9. Lassen Sie die Muffins 5 Minuten abkühlen, bevor Sie sie auf ein Kuchengitter legen.

Serviervorschläge:

- Genießen Sie diese herzhaften Muffins warm, zu einem leichten Salat oder als Beilage zu Ihrer Lieblingssuppe. Sie sind eine köstliche Ergänzung zum Brunch oder einem schnellen Frühstück zum Mitnehmen.

Meyer Zitronen-Avocado-Toast

- **Vorbereitungszeit**: 10 Minuten

- **Dient**: 2

Zutaten:

- 2 reife Avocados

- 4 Scheiben Vollkornbrot

- 1 Meyer-Zitrone, Schale und Saft

- 1 Esslöffel natives Olivenöl extra

- Salz und schwarzer Pfeffer nach Geschmack

- Rote Paprikaflocken (optional, zum Garnieren)

- Frischer Koriander oder Microgreens (optional, zum Garnieren)

Nährwert-Information: Kalorien: 280 | Protein: 6g | Kohlenhydrate: 24g | Fett: 19g | Ballaststoffe: 10 g

Anweisungen:

1. Toasten Sie die Vollkornbrotscheiben nach Belieben.

2. Während das Brot röstet, halbieren und entkernen Sie die Avocados und schöpfen Sie dann das Fruchtfleisch in eine Schüssel.

3. Zerdrücken Sie die Avocado mit einer Gabel, bis die gewünschte Konsistenz erreicht ist.

4. Die Schale und den Saft der Meyer-Zitrone zum Avocadopüree geben und gut vermischen.

5. Die Avocadomischung mit nativem Olivenöl extra beträufeln und mit Salz und schwarzem Pfeffer abschmecken. Nochmals mischen.

6. Sobald das Brot geröstet ist, verteilen Sie die zitronige Avocadomischung gleichmäßig auf jeder Scheibe.

7. Optional: Mit roten Pfefferflocken für einen Hauch Schärfe und frischem Koriander oder Microgreens für zusätzliche Frische garnieren.

8. Sofort servieren und diesen lebendigen und nahrhaften Meyer-Zitronen-Avocado-Toast genießen.

Serviervorschläge:

- Kombinieren Sie dieses köstliche Avocado-Toast mit einer Beilage pochierter Eier für einen Proteinschub oder servieren Sie es zusammen mit einem einfachen grünen Salat für ein leichtes und sättigendes Frühstück.

krustenlose Quiche

- **Vorbereitungszeit:** 30 Minuten

- **Dient**: 6

Zutaten:

- 1 Tasse frischer Spinat, gehackt

- 1/2 Tasse Kirschtomaten, halbiert

- 1/2 Tasse Paprika, gewürfelt

- 1/2 Tasse Champignons, in Scheiben geschnitten

- 1 Tasse Feta-Käse, zerbröselt

- 6 große Eier

- 1 Tasse Milch (mager oder fettarm)

- 1 Teelöffel Olivenöl

- 1/2 Teelöffel getrockneter Oregano

- Salz und schwarzer Pfeffer nach Geschmack

- Kochspray zum Einfetten

Nährwert-Information: Kalorien: 190 | Protein: 14g | Kohlenhydrate: 6g | Fett: 12g | Ballaststoffe: 1g

Anweisungen:

1. Heizen Sie den Ofen auf 190 °C (375 °F) vor und fetten Sie eine Kuchenform mit Kochspray ein.

2. In einer Pfanne Olivenöl bei mittlerer Hitze erhitzen, Spinat, Kirschtomaten, Paprika und Pilze anbraten, bis sie weich sind. Zum Abkühlen beiseite stellen.

3. In einer großen Schüssel Eier, Milch, getrockneten Oregano, Salz und schwarzen Pfeffer verquirlen.

4. Den zerbröckelten Feta-Käse zur Eimischung geben und verrühren.

5. Das sautierte Gemüse gleichmäßig in der gefetteten Kuchenform verteilen.

6. Die Ei-Feta-Mischung über das Gemüse gießen.

7. Im vorgeheizten Ofen 25–30 Minuten backen oder bis die Quiche fest und goldbraun ist.

8. Lassen Sie die Quiche einige Minuten abkühlen, bevor Sie sie in Scheiben schneiden.

Serviervorschläge:

- Servieren Sie diese Quiche ohne Kruste warm zum Frühstück oder Brunch. Kombinieren Sie es mit einem Beilagensalat oder Vollkorntoast für eine komplette und sättigende Mahlzeit. Dieses vielseitige Gericht eignet sich auch hervorragend für ein Fertigfrühstück oder ein schnelles, proteinreiches Mittagessen.

Pilz-Gefrierschrank-Frühstücks-Burritos

- **Vorbereitungszeit:** 30 Minuten
- **Dient**: 8 Burritos

Zutaten:

- 8 große Eier
- 1 Tasse Champignons, in Scheiben geschnitten
- 1/2 Tasse rote Paprika, gewürfelt
- 1/2 Tasse Frühlingszwiebeln, gehackt
- 1 Tasse schwarze Bohnen (gespült und abgetropft)
- 1 Tasse geriebener Cheddar-Käse
- 8 Vollkorn- oder Low-Carb-Tortillas
- 1 Esslöffel Olivenöl

- 1 Teelöffel Kreuzkümmel

- Salz und schwarzer Pfeffer nach Geschmack

- Salsa und griechischer Joghurt (zum Servieren)

Nährwert-Information: Kalorien: 280 | Protein: 15g | Kohlenhydrate: 25g | Fett: 13g | Faser: 6g

Anweisungen:

1. In einer Pfanne Olivenöl bei mittlerer Hitze erhitzen, Pilze, Paprika und Frühlingszwiebeln hinzufügen. Anbraten, bis das Gemüse weich ist. Beiseite legen.

2. In einer Schüssel Eier verquirlen und mit Kreuzkümmel, Salz und schwarzem Pfeffer würzen.

3. Rühren Sie die Eier in derselben Pfanne, bis sie gerade gar sind.

4. Erwärmen Sie Ihre Tortillas in der Mikrowelle oder auf einer Grillplatte.

5. Stellen Sie die Burritos zusammen, indem Sie auf jede Tortilla einen Löffel Rührei geben.

6. Mit der sautierten Gemüsemischung, schwarzen Bohnen und geriebenem Cheddar-Käse belegen.

7. Falten Sie die Seiten der Tortilla über die Füllung
    und rollen Sie sie dann fest auf.

8. Lassen Sie die Burritos abkühlen und wickeln Sie
    sie dann zum Einfrieren jeweils in Pergamentpapier
    und Folie ein.

Serviervorschläge:

* Zum Genießen können Sie die gefrorenen Burritos
  in der Mikrowelle aufwärmen, um ein schnelles und
  herzhaftes Frühstück zu erhalten. Mit Salsa und
  einem Klecks griechischem Joghurt für zusätzlichen
  Geschmack servieren. Diese gefriergeeigneten
  Burritos machen die Zubereitung von Mahlzeiten
  zum Kinderspiel und bieten eine praktische und
  nahrhafte Option für geschäftige Morgen.

Frühlingszwiebelgrieß mit Garnelen

* **Vorbereitungszeit:** 25 Minuten

* **Dient:** 4

Zutaten:

* 1 Tasse gemahlene Körner

- 4 Tassen Wasser

- 1 Tasse scharfer Cheddar-Käse, gerieben

- 1/2 Tasse Frühlingszwiebeln, fein gehackt

- 1 Pfund große Garnele, geschält und entdarmt

- 2 Esslöffel Olivenöl

- 3 Knoblauchzehen, gehackt

- 1 Teelöffel geräuchertes Paprikapulver

- Salz und schwarzer Pfeffer nach Geschmack

- Frische Petersilie (zum Garnieren)

Nährwert-Information: Kalorien: 380 | Protein: 28g | Kohlenhydrate: 30g | Fett: 16g | Ballaststoffe: 2g

Anweisungen:

1. In einem Topf Wasser zum Kochen bringen, die Körner langsam einrühren und die Hitze auf eine niedrige Stufe reduzieren. Unter gelegentlichem Rühren kochen, bis es eingedickt ist.

2. Cheddar-Käse und gehackte Frühlingszwiebeln unterrühren, bis alles gut vermischt ist, dann beiseite stellen.

3. Garnelen mit geräuchertem Paprika, Salz und schwarzem Pfeffer würzen.

4. In einer Pfanne Olivenöl bei mittlerer bis hoher Hitze erhitzen. Den gehackten Knoblauch hinzufügen und anbraten, bis er duftet.

5. Die gewürzten Garnelen in die Pfanne geben und ca. 2-3 Minuten pro Seite braten, bis sie rosa und undurchsichtig sind.

6. Servieren Sie die Garnelen auf einem Bett aus Frühlingszwiebelgrütze und garniert mit frischer Petersilie.

Serviervorschläge:

- Kombinieren Sie dieses Gericht mit Frühlingszwiebelgrütze und Garnelen mit gedünstetem Gemüse oder einem knackigen grünen Salat für eine vollwertige Mahlzeit. Die cremigen Grütze ergänzen die herzhaften Garnelen und ergeben eine köstliche Kombination aus Aromen und Texturen. Dieses Rezept ist perfekt für ein wohliges Frühstück

Mini-Frittata aus Mais, Käse und Basilikum

- **Vorbereitungszeit:** 20 Minuten
- **Dient**: 6

Zutaten:

- 6 große Eier
- 1/2 Tasse Maiskörner (frisch oder gefroren)
- 1/2 Tasse Cheddar-Käse, gerieben
- 1/4 Tasse frisches Basilikum, fein gehackt
- 1/4 Tasse Milch (mager oder fettarm)
- 1 Esslöffel Olivenöl
- 1/2 Teelöffel Backpulver
- Salz und schwarzer Pfeffer nach Geschmack
- Kochspray zum Einfetten

Nährwert-Information: Kalorien: 140 | Protein: 9g | Kohlenhydrate: 4g | Fett: 10g | Ballaststoffe: 1g

Anweisungen:

1. Heizen Sie den Ofen auf 190 °C (375 °F) vor und fetten Sie eine Mini-Muffinform mit Kochspray ein.

2. In einer Pfanne Olivenöl bei mittlerer Hitze erhitzen, Maiskörner hinzufügen und leicht goldbraun anbraten. Beiseite legen.

3. In einer Schüssel Eier, Milch, Backpulver, Salz und schwarzen Pfeffer verquirlen, bis alles gut vermischt ist.

4. Geriebenen Cheddar-Käse, frisches Basilikum und sautierten Mais unter die Eimischung rühren.

5. Gießen Sie die Mischung gleichmäßig in die Mini-Muffinform und füllen Sie jede Form zu etwa zwei Dritteln.

6. Im vorgeheizten Ofen 12–15 Minuten backen oder bis die Frittatas fest und leicht goldbraun sind.

7. Lassen Sie die Mini-Frittatas einige Minuten abkühlen, bevor Sie sie aus der Form nehmen.

Serviervorschläge:

- Servieren Sie diese Mini-Frittata aus Mais, Käse und Basilikum als köstliche Frühstücks- oder Brunch-Option. Sie eignen sich auch perfekt für einen leichten Snack. Kombinieren Sie es mit einer Beilage frischem Obst oder einem kleinen grünen Salat für eine ausgewogene und sättigende Mahlzeit.

Vegetarische Eier und Linsen auf Toast

- **Vorbereitungszeit:** 15 Minuten

- **Dient**: 2

Zutaten:

- 4 große Eier

- 1 Tasse gekochte Linsen (aus der Dose oder vorgekocht)

- 2 Scheiben Vollkornbrot

- 1 Tasse Kirschtomaten, halbiert

- 1/2 Tasse Feta-Käse, zerbröselt

- 1 Esslöffel Olivenöl

- 1 Teelöffel Kreuzkümmel

- Salz und schwarzer Pfeffer nach Geschmack

- Frische Petersilie (zum Garnieren)

Nährwert-Information: Kalorien: 380 | Protein: 24g | Kohlenhydrate: 30g | Fett: 18g | Faser: 9g

Anweisungen:

1. Toasten Sie die Vollkornbrotscheiben nach Belieben.

2. In einer Pfanne Olivenöl bei mittlerer Hitze erhitzen, gekochte Linsen, Kirschtomaten und Kreuzkümmel hinzufügen. Anbraten, bis die Tomaten weich sind.

3. In die Linsenmischung Vertiefungen formen und in jede Vertiefung Eier aufschlagen.

4. Kochen, bis das Eiweiß fest ist, das Eigelb aber noch flüssig ist, mit Salz und schwarzem Pfeffer abschmecken.

5. Die Linsen-Ei-Mischung auf die gerösteten Brotscheiben legen.

6. Streuen Sie zerbröckelten Feta-Käse über jeden Toast und garnieren Sie ihn mit frischer Petersilie.

Serviervorschläge:

- Servieren Sie diese vegetarischen Eier und Linsen auf Toast für ein proteinreiches und sättigendes Frühstück. Kombinieren Sie es mit einer Beilage gemischtem Gemüse oder Avocadoscheiben für eine Extraportion Nährstoffe. Dieses Rezept bietet eine geschmackvolle und nahrhafte Option für diejenigen, die eine pflanzliche Variante traditioneller Eier auf Toast suchen.

Mittagsrezepte für die Diät bei diabetischer Gastroparese

Thunfisch-Teriyaki-Kabobs

- **Vorbereitungszeit**: 25 Minuten
- **Dient**: 4

Zutaten:

- 1 Pfund frischer Thunfisch, in Würfel geschnitten

- 1/2 Tasse natriumarme Sojasauce

- 2 Esslöffel Honig

- 1 Esslöffel Olivenöl

- 2 Knoblauchzehen, gehackt

- 1 Teelöffel Ingwer, gerieben

- 1 Esslöffel Sesam (optional)

- Frischer Koriander oder Frühlingszwiebeln (zum Garnieren)

- In Wasser eingeweichte Spieße

Nährwert-Information: Kalorien: 220 | Protein: 25g | Kohlenhydrate: 9g | Fett: 9g | Ballaststoffe: 0,5 g

Anweisungen:

1. In einer Schüssel Sojasauce, Honig, Olivenöl, gehackten Knoblauch und geriebenen Ingwer verrühren, um die Teriyaki-Marinade herzustellen.

2. Legen Sie die Thunfischwürfel in eine flache Schüssel und gießen Sie die Hälfte der Teriyaki-Marinade darüber. 15–20 Minuten marinieren lassen.

3. Heizen Sie den Grill oder die Grillpfanne bei mittlerer Hitze vor und stecken Sie die marinierten Thunfischwürfel auf die Spieße.

4. Grillen Sie die Thunfischspieße 2–3 Minuten pro Seite oder bis der gewünschte Gargrad erreicht ist, und begießen Sie sie mit der restlichen Teriyaki-Marinade.

5. Optional: Vor dem Servieren Sesamkörner darüberstreuen und mit frischem Koriander oder Frühlingszwiebeln garnieren.

Serviervorschläge:

- Servieren Sie die Thunfisch-Teriyaki-Kabobs auf einem Bett aus gedämpftem braunem Reis. Fügen Sie für eine ausgewogene Mahlzeit sautiertes Gemüse oder einen leichten Salat hinzu. Diese Kabobs eignen sich perfekt für ein gesundes und schmackhaftes Mittagessen.

Knoblauch-Tilapia mit würzigem Grünkohl

- **Vorbereitungszeit:** 30 Minuten

- **Dient:** 2

Zutaten:

- 2 Tilapiafilets

- 3 Tassen Grünkohl, gehackt

- 4 Knoblauchzehen, gehackt

- 1 Esslöffel Olivenöl

- 1/2 Teelöffel rote Paprikaflocken

- Salz und schwarzer Pfeffer nach Geschmack

- Zitronenschnitze (zum Garnieren)

Nährwert-Information: Kalorien: 250 | Protein: 28g | Kohlenhydrate: 8g | Fett: 12g | Ballaststoffe: 3g

Anweisungen:

1. Die Tilapiafilets mit Salz, schwarzem Pfeffer und der Hälfte des gehackten Knoblauchs würzen.

2. In einer Pfanne Olivenöl bei mittlerer bis hoher Hitze erhitzen. Die Tilapiafilets dazugeben und auf jeder Seite 3–4 Minuten anbraten, bis sie gar sind, aus der Pfanne nehmen und beiseite stellen.

3. In derselben Pfanne den restlichen gehackten Knoblauch und die Paprikaflocken hinzufügen. 1-2 Minuten anbraten, bis es duftet.

4. Gehackten Grünkohl in die Pfanne geben und mit dem Knoblauchöl überziehen. Kochen, bis der Grünkohl zusammengefallen und an den Rändern leicht knusprig ist.

5. Legen Sie die gekochten Tilapiafilets auf ein Bett aus würzigem Grünkohl.

6. Optional: Mit zusätzlichen Paprikaflocken garnieren und mit Zitronenspalten als Beilage servieren.

Serviervorschläge:

- Kombinieren Sie Knoblauch-Tilapia mit würzigem Grünkohl mit einer Beilage Quinoa oder Blumenkohlreis für eine kohlenhydratarme Variante. Dieses Gericht ist eine köstliche und nahrhafte Wahl für ein schnelles und sättigendes Mittag- oder Abendessen. Die Kombination aus Knoblauch-Tilapia und würzigem Grünkohl bietet eine Fülle an Aromen und Texturen.

Garnelen-Orzo mit Feta

- **Vorbereitungszeit:** 25 Minuten
- **Dient:** 4

Zutaten:

- 1 Tasse Gerstennudeln
- 1 Pfund Garnelen, geschält und entdarmt
- 1 Tasse Kirschtomaten, halbiert
- 1/2 Tasse zerbröselter Feta-Käse
- 1/4 Tasse frische Petersilie, gehackt
- 3 Esslöffel Olivenöl
- 2 Knoblauchzehen, gehackt
- 1 Teelöffel getrockneter Oregano
- Salz und schwarzer Pfeffer nach Geschmack
- Zitronenschnitze (zum Servieren)

Nährwert-Information: Kalorien: 350 | Protein: 25g | Kohlenhydrate: 32g | Fett: 15g | Ballaststoffe: 2g

Anweisungen:

1. Orzo-Nudeln nach Packungsanleitung kochen, abgießen und beiseite stellen.

2. In einer großen Pfanne Olivenöl bei mittlerer bis hoher Hitze erhitzen, gehackten Knoblauch hinzufügen und anbraten, bis es duftet.

3. Garnelen in die Pfanne geben und auf jeder Seite 2-3 Minuten braten, bis sie rosa und undurchsichtig werden.

1. Halbierte Kirschtomaten und getrockneten Oregano unterrühren. Weitere 2 Minuten kochen lassen.

2. Gekochten Orzo in die Pfanne geben und mit den Garnelen und Tomaten vermischen.

3. Das Gericht mit Salz und schwarzem Pfeffer abschmecken.

4. Streuen Sie zerbröselten Feta-Käse über die Garnelen-Orzo-Mischung.

5. Mit frischer Petersilie garnieren und mit Zitronenspalten als Beilage servieren.

Serviervorschläge:

- Garnelen-Orzo mit Feta ist ein vielseitiges Gericht, das heiß oder kalt serviert werden kann.

Kombinieren Sie es mit gemischtem Gemüse oder einem leichten Gurkensalat für eine erfrischende Note. Dieses Rezept sorgt für ein köstliches Mittagessen und bietet eine perfekte Balance aus Eiweiß, Kohlenhydraten und mediterran inspirierten Aromen.

Fisch-Tacos mit Guacamole

- **Vorbereitungszeit:** 30 Minuten
- **Dient:** 4

Zutaten:

- 1 Pfund weiße Fischfilets (Tilapia, Kabeljau oder Ihre Wahl)
- 8 kleine Maistortillas
- 1 Tasse geriebener Kohl
- 1 Tasse Kirschtomaten, gewürfelt
- 1/2 Tasse rote Zwiebel, fein gehackt
- 1/4 Tasse frischer Koriander, gehackt
- 1 Limette, in Spalten geschnitten

Für die Fischmarinade:

- 2 Esslöffel Olivenöl

- 1 Teelöffel Chilipulver

- 1 Teelöffel Kreuzkümmel

- 1/2 Teelöffel Knoblauchpulver

- Salz und schwarzer Pfeffer nach Geschmack

Für die Guacamole:

- 2 reife Avocados, püriert

- 1 kleine Tomate, gewürfelt

- 1/4 Tasse rote Zwiebel, fein gehackt

- 1 Knoblauchzehe, gehackt

- 1 Esslöffel Limettensaft

- Salz und schwarzer Pfeffer nach Geschmack

Nährwert-Information: Kalorien: 280 | Protein: 20g | Kohlenhydrate: 28g | Fett: 12g | Faser: 7g

Anweisungen:

1. Mischen Sie in einer Schüssel die Zutaten für die Fischmarinade: Olivenöl, Chilipulver, Kreuzkümmel, Knoblauchpulver, Salz und schwarzer Pfeffer.
2. Die Fischfilets mit der Marinade bestreichen und 10 Minuten ruhen lassen.
3. In einer Grillpfanne oder Bratpfanne die Fischfilets auf jeder Seite 3–4 Minuten garen oder mit einer Gabel so lange anbraten, bis sie leicht zerfallen.
4. Die Maistortillas in der Pfanne auf jeder Seite etwa 20 Sekunden lang erwärmen.
5. Bereiten Sie in einer separaten Schüssel die Guacamole zu, indem Sie zerdrückte Avocados, gewürfelte Tomaten, gehackte rote Zwiebeln, gehackten Knoblauch, Limettensaft, Salz und schwarzen Pfeffer vermischen.
6. Stellen Sie die Tacos zusammen, indem Sie auf jede Tortilla eine Portion gegrillten Fisch legen.
7. Mit geriebenem Kohl, Kirschtomaten, roten Zwiebeln und einem Klecks Guacamole belegen.
8. Mit frischem Koriander garnieren und mit Limettenschnitzen als Beilage servieren.

Serviervorschläge:

- Servieren Sie diese Fisch-Tacos mit Guacamole mit schwarzen Bohnen oder einem leichten Krautsalat für eine abgerundete Mahlzeit. Dieses Rezept vereint die Frische von Guacamole und die herzhafte Güte von gegrilltem Fisch zu einem köstlichen und sättigenden Mittagessen.

Caprese-Sandwich

- **Vorbereitungszeit:** 15 Minuten
- **Dient:** 2

Zutaten:

- 4 Scheiben Vollkornbrot
- 2 große Tomaten, in Scheiben geschnitten
- 1 Tasse frischer Mozzarella, in Scheiben geschnitten
- 1/4 Tasse frische Basilikumblätter
- 2 Esslöffel Balsamico-Glasur
- 1 Esslöffel natives Olivenöl extra

- Salz und schwarzer Pfeffer nach Geschmack

Nährwert-Information: Kalorien: 380 | Protein: 18g | Kohlenhydrate: 32g | Fett: 20g | Faser: 6g

Anweisungen:

1. Die Vollkornbrotscheiben auslegen.
2. Auf zwei Scheiben die Tomatenscheiben gleichmäßig verteilen.
3. Frische Mozzarellascheiben über die Tomaten legen.
4. Frische Basilikumblätter auf den Mozzarella legen.
5. Balsamico-Glasur und natives Olivenöl extra über das Basilikum träufeln.
6. Nach Geschmack mit Salz und schwarzem Pfeffer bestreuen.
7. Belegen Sie jedes Sandwich mit den restlichen Brotscheiben, sodass Sandwiches entstehen.
8. Optional: Grillen Sie die Sandwiches auf einer Panini-Presse oder in einer Pfanne, bis das Brot geröstet und der Käse geschmolzen ist.

Serviervorschläge:

- Servieren Sie die Caprese-Sandwiches mit gemischtem Gemüse oder einem leichten Gurkensalat. Dieses Rezept bietet eine klassische Geschmackskombination mit einer gesunden Note und ist somit die ideale Wahl für ein schnelles und köstliches Mittagessen.

Artischocken-Ratatouille-Hähnchen

- **Vorbereitungszeit:** 35 Minuten
- **Dient:** 4

Zutaten:

- 4 Hähnchenbrustfilets ohne Knochen und Haut
- 1 Dose (14 oz) Artischockenherzen (abgetropft und geviertelt)
- 1 Aubergine, gewürfelt
- 1 Zucchini, gewürfelt
- 1 gelbe Paprika, gewürfelt
- 1 rote Zwiebel, in Scheiben geschnitten
- 3 Knoblauchzehen, gehackt

- 1 Dose (14 oz) gewürfelte Tomaten

- 2 Esslöffel Tomatenmark

- 1 Teelöffel getrockneter Thymian

- 1 Teelöffel getrockneter Oregano

- 1/2 Teelöffel getrockneter Rosmarin

- Salz und schwarzer Pfeffer nach Geschmack

- Frische Petersilie (zum Garnieren)

Nährwert-Information: Kalorien: 320 | Protein: 30g | Kohlenhydrate: 18g | Fett: 15g | Faser: 7g

Anweisungen:

1. Heizen Sie den Backofen auf 375 °F (190 °C) vor.

2. Hähnchenbrust mit Salz, schwarzem Pfeffer, Thymian, Oregano und Rosmarin würzen.

3. In einer ofenfesten Pfanne das Hähnchen von beiden Seiten goldbraun anbraten. Herausnehmen und beiseite stellen.

4. In derselben Pfanne Knoblauch, Zwiebeln, Auberginen, Zucchini und Paprika anbraten, bis sie weich sind.

5. Gewürfelte Tomaten, Tomatenmark und geviertelte Artischockenherzen in die Pfanne geben. Gut umrühren.

6. Die gebratenen Hähnchenbrüste auf die Gemüsemischung legen.

7. Übertragen Sie die Pfanne in den vorgeheizten Ofen und backen Sie sie 20–25 Minuten lang oder bis das Hähnchen gar ist.

8. Vor dem Servieren mit frischer Petersilie garnieren.

Serviervorschläge:

- Die Kombination aus Artischocken, kräftigem Gemüse und aromatischen Kräutern ergibt ein geschmackvolles und sättigendes Gericht. Dieses Rezept ist perfekt für ein nahrhaftes Mittagessen.

Eicrsalat-Salat-Wraps

- **Vorbereitungszeit:** 15 Minuten

- **Dient:** 2

Zutaten:

- 4 große Eier, hartgekocht und gehackt

- 1/4 Tasse Sellerie, fein gewürfelt

- 2 Esslöffel rote Zwiebel, fein gehackt

- 2 Esslöffel Mayonnaise (vorzugsweise hell)

- 1 Teelöffel Dijon-Senf

- Salz und schwarzer Pfeffer nach Geschmack

- 4 große Salatblätter (z. B. Eisberg- oder Butterkopfsalat)

Nährwert-Information: Kalorien: 230 | Protein: 12g | Kohlenhydrate: 4g | Fett: 18g | Ballaststoffe: 1g

Anweisungen:

1. In einer Schüssel gehackte hartgekochte Eier, gewürfelten Sellerie und fein gehackte rote Zwiebeln vermischen.

2. In einer kleinen Schüssel Mayonnaise und Dijon-Senf verrühren.

3. Die Mayo-Senf-Mischung zur Eimischung geben und gut verrühren.

4. Den Eiersalat mit Salz und schwarzem Pfeffer abschmecken. Bei Bedarf nachwürzen.

5. Den Eiersalat auf die Mitte jedes Salatblatts geben.

6. Optional: Mit zusätzlichem Senf beträufeln oder für zusätzlichen Geschmack mit Paprika bestreuen.

7. Falten Sie die Seiten der Salatblätter über den Eiersalat, um Wraps zu erhalten.

Serviervorschläge:

- Servieren Sie Eiersalat-Salat-Wraps als leichtes und erfrischendes Mittagessen. Kombinieren Sie es mit einer Beilage Kirschtomaten oder Gurkenscheiben für zusätzliche Frische. Diese Wraps sind eine kohlenhydratarme Alternative zu herkömmlichen Sandwiches und daher eine ausgezeichnete Wahl für eine schnelle und sättigende Mahlzeit.

Abendessenrezepte für die Diät bei diabetischer Gastroparese

Feta-Kichererbohnen-Salat

- **Vorbereitungszeit:** 15 Minuten

- **Dient:** 4

Zutaten:

- 2 Dosen (je 15 oz) Kichererbsen, abgetropft und abgespült

- 1 Tasse Kirschtomaten, halbiert

- 1 Gurke, gewürfelt

- 1/2 rote Zwiebel, fein gehackt

- 1/2 Tasse zerbröselter Feta-Käse

- 1/4 Tasse Kalamata-Oliven, entkernt und in Scheiben geschnitten

- 2 Esslöffel natives Olivenöl extra

- 1 Esslöffel Rotweinessig

- 1 Teelöffel getrockneter Oregano

- Salz und schwarzer Pfeffer nach Geschmack

- Frische Petersilie (zum Garnieren)

Nährwert-Information: Kalorien: 280 | Protein: 11g | Kohlenhydrate: 31g | Fett: 14g | Faser: 9g

Anweisungen:

1. In einer großen Rührschüssel Kichererbsen, Kirschtomaten, Gurken, rote Zwiebeln, zerbröckelten Feta und geschnittene Kalamata-Oliven vermischen.

2. In einer kleinen Schüssel Olivenöl, Rotweinessig, getrockneten Oregano, Salz und schwarzen Pfeffer verrühren, um das Dressing herzustellen.

3. Gießen Sie das Dressing über die Salatzutaten und verrühren Sie es, bis es gut bedeckt ist.

4. Bei Bedarf nachwürzen und den Salat einige Minuten marinieren lassen, um den Geschmack zu verstärken.

5. Vor dem Servieren mit frischer Petersilie garnieren.

Serviervorschläge:

- Servieren Sie den Feta-Kichererbohnensalat als erfrischende Beilage oder als leichtes Hauptgericht. Kombinieren Sie es mit gegrilltem Hähnchen oder Fisch für eine komplette Mahlzeit. Dieser Salat eignet sich perfekt für ein schnelles und nahrhaftes Abendessen und bietet eine köstliche Kombination aus Texturen und mediterranen Aromen.

Jakobsmuscheln in der Pfanne

- **Vorbereitungszeit:** 15 Minuten

- **Dient:** 2

Zutaten:

- 1 Pfund Jakobsmuscheln, trocken getupft

- 2 Esslöffel Olivenöl

- 2 Knoblauchzehen, gehackt

- 1 Esslöffel ungesalzene Butter

- 1 Esslöffel frischer Zitronensaft

- 1 Esslöffel gehackte frische Petersilie

- Salz und schwarzer Pfeffer nach Geschmack

- Zitronenspalten (zum Servieren)

Nährwert-Information: Kalorien: 220 | Protein: 25g | Kohlenhydrate: 3g | Fett: 12g | Ballaststoffe: 0,5 g

Anweisungen:

1. Olivenöl in einer großen Pfanne bei mittlerer bis hoher Hitze erhitzen, bis es heiß ist, aber nicht raucht.

2. Jakobsmuscheln auf beiden Seiten mit Salz und schwarzem Pfeffer würzen.

3. Geben Sie die Jakobsmuscheln vorsichtig in die heiße Pfanne und achten Sie darauf, dass sie nicht zu voll sind.

4. Die Jakobsmuscheln auf jeder Seite 1,5 bis 2 Minuten anbraten, bis sie in der Mitte goldbraun und undurchsichtig sind.

5. Gehackten Knoblauch in die Pfanne geben und 30 Sekunden anbraten, bis er duftet.

6. Geben Sie ungesalzene Butter in die Pfanne und lassen Sie sie schmelzen, sodass die Jakobsmuscheln damit bedeckt sind.

7. Die Jakobsmuscheln mit frischem Zitronensaft beträufeln und mit gehackter frischer Petersilie bestreuen.

8. Vom Herd nehmen und sofort mit Zitronenspalten als Beilage servieren.

Serviervorschläge:

- Servieren Sie als kohlenhydratarme Variante gebratene Jakobsmuscheln über einem Bett aus Blumenkohlreis oder Quinoa. Dazu passen gedünstetes Gemüse oder ein leichter Salat. Dieses schnelle und elegante Gericht eignet sich perfekt für ein besonderes Abendessen und bietet einen Hauch von Frische und Geschmack.

Carne Asada Tacos

- **Vorbereitungszeit:** 30 Minuten (plus Marinierzeit)
- **Dient:** 4

Zutaten:

- 1,5 Pfund Flanken- oder Rocksteak
- 1/4 Tasse frischer Orangensaft
- 1/4 Tasse frischer Limettensaft
- 3 Knoblauchzehen, gehackt
- 1 Teelöffel gemahlener Kreuzkümmel
- 1 Teelöffel Chilipulver
- 1 Teelöffel getrockneter Oregano

- Salz und schwarzer Pfeffer nach Geschmack

- 8 kleine Maistortillas

- 1 Tasse gewürfelte Zwiebeln

- 1 Tasse gehackter Koriander

- Limettenschnitze (zum Servieren)

Nährwert-Information: Kalorien: 320 | Protein: 28g | Kohlenhydrate: 20g | Fett: 14g | Ballaststoffe: 3g

Anweisungen:

1. Kombinieren Sie in einer Schüssel frischen Orangensaft, frischen Limettensaft, gehackten Knoblauch, gemahlenen Kreuzkümmel, Chilipulver, getrockneten Oregano, Salz und schwarzen Pfeffer, um die Marinade herzustellen.

2. Legen Sie das Steak in einen wiederverschließbaren Plastikbeutel, gießen Sie die Marinade darüber, verschließen Sie den Beutel und stellen Sie ihn mindestens 2 Stunden oder über Nacht in den Kühlschrank.

3. Heizen Sie einen Grill oder eine Grillpfanne bei mittlerer bis hoher Hitze vor, nehmen Sie das Steak

aus der Marinade und grillen Sie es 4–5 Minuten pro Seite oder bis der gewünschte Gargrad erreicht ist.

4. Lassen Sie das Steak einige Minuten ruhen, bevor Sie es gegen die Faserrichtung in dünne Scheiben schneiden.

5. Erhitzen Sie die Maistortillas auf dem Grill oder in einer Pfanne, bis sie warm und geschmeidig sind.

6. Stellen Sie die Tacos zusammen, indem Sie Scheiben Carne Asada auf jede Tortilla legen.

7. Mit gewürfelten Zwiebeln und gehacktem Koriander belegen und mit Limettenschnitzen als Beilage servieren.

Serviervorschläge:

- Servieren Sie Carne Asada Tacos mit schwarzen Bohnen oder einem einfachen mexikanischen Krautsalat. Diese Tacos eignen sich perfekt für ein festliches Abendessen und ermöglichen es jedem, seinen Belag individuell zu gestalten. Das marinierte und gegrillte Steak sorgt für eine

Geschmacksexplosion, die gut mit der Frische der Beläge harmoniert.

Grüner Göttinnensalat mit Kichererbsen

- **Vorbereitungszeit:** 15 Minuten
- **Dient**: 4

Zutaten:

- 6 Tassen gemischter Salat (Spinat, Brunnenkresse und Rucola)
- 15 oz (1 Dose) Kichererbsen (gespült und abgetropft)
- 1 Avocado, in Scheiben geschnitten
- 1 Gurke, in Scheiben geschnitten
- 1/2 Tasse Kirschtomaten, halbiert
- 1/4 Tasse Kürbiskerne (Pepitas)
- 1/4 Tasse zerbröselter Feta-Käse (optional)

- Frische Basilikum- und Minzblätter zum Dekorieren

Für das Dressing der Grünen Göttin:

- 1/2 Tasse griechischer Naturjoghurt

- 1/4 Tasse frische Petersilie, gehackt

- 2 Esslöffel frischer Estragon, gehackt

- 1 Esslöffel Schnittlauch, gehackt

- 1 Knoblauchzehe, gehackt

- 2 Esslöffel Zitronensaft

- Salz und schwarzer Pfeffer nach Geschmack

Nährwert-Information: Kalorien: 280 | Protein: 12g | Kohlenhydrate: 25g | Fett: 16g | Faser: 8g

Anweisungen:

1. In einer großen Salatschüssel gemischtes Gemüse, Kichererbsen, Avocadoscheiben, Gurkenscheiben, Kirschtomaten und Kürbiskerne vermischen.

2. In einem Mixer oder einer Küchenmaschine griechischen Joghurt, frische Petersilie, frischen

Estragon, Schnittlauch, gehackten Knoblauch, Zitronensaft, Salz und schwarzen Pfeffer vermischen. Für das Green Goddess-Dressing glatt rühren.

3. Das Green Goddess-Dressing über den Salat träufeln und vorsichtig umrühren.

4. Den Salat nach Belieben mit zerbröckeltem Feta-Käse belegen.

5. Mit frischem Basilikum und Minzblättern garnieren.

Serviervorschläge:

- Servieren Sie den Green Goddess-Salat mit Kichererbsen als leichtes und sättigendes Abendessen. Kombinieren Sie es mit gegrilltem Hähnchen oder Lachs für zusätzliches Protein. Dieser lebendige und nährstoffreiche Salat ist nicht nur köstlich, sondern auch eine optisch ansprechende Ergänzung für Ihren Esstisch.

Asiatische Salat-Wraps

- **Vorbereitungszeit**: 20 Minuten

- **Dient**: 4

Zutaten:

- 1 Pfund gehacktes Huhn oder Truthahn

- 2 Esslöffel Sojasauce (natriumarm)

- 1 Esslöffel Hoisinsauce

- 1 Esslöffel Sesamöl

- 2 Teelöffel frischer Ingwer, gehackt

- 2 Knoblauchzehen, gehackt

- 1 Tasse Wasserkastanien, fein gehackt

- 1 Tasse Shiitake-Pilze, fein gehackt

- 1/4 Tasse Frühlingszwiebeln, gehackt

- 1/4 Tasse Koriander, gehackt

- 1 Esslöffel Reisessig

- 1 Teelöffel Sriracha-Sauce (optional)

- 1 Kopf Eisberg- oder Buttersalat, Blätter getrennt

Nährwert-Information: Kalorien: 220 | Protein: 18g | Kohlenhydrate: 12g | Fett: 11g | Ballaststoffe: 3g

Anweisungen:

1. In einer großen Pfanne bei mittlerer Hitze das Hähnchen- oder Putenhackfleisch anbraten, bis es braun ist.

2. In einer kleinen Schüssel Sojasauce, Hoisinsauce und Sesamöl verrühren.

3. Gehackten Ingwer und Knoblauch in die Pfanne geben und 1–2 Minuten anbraten, bis ein angenehmer Duft entsteht.

4. Wasserkastanien, Shiitake-Pilze und die Sojasaucenmischung unterrühren. Weitere 3-4 Minuten kochen lassen.

5. Frühlingszwiebeln, Koriander, Reisessig und Sriracha-Sauce (falls verwendet) hinzufügen. Umrühren und weitere 2 Minuten kochen lassen.

6. Nehmen Sie die Pfanne vom Herd und lassen Sie die Mischung etwas abkühlen.

7. Geben Sie die asiatische Mischung in einzelne Salatblätter und formen Sie so Wraps.

8. Servieren Sie die asiatischen Salat-Wraps mit zusätzlicher Sojasauce oder Sriracha als Beilage.

Serviervorschläge:

- Diese asiatischen Salat-Wraps sorgen für ein leichtes und geschmackvolles Abendessen. Kombinieren Sie sie mit einer Beilage gedünstetem braunem Reis oder Quinoa für eine komplette Mahlzeit. Die Kombination aus herzhaften, süßen und würzigen Aromen macht dieses Gericht zu einem Publikumsliebling.

Rindfleisch und Spinat Lo Mein

- **Vorbereitungszeit:** 25 Minuten
- **Dient:** 4

Zutaten:

- 8 Unzen Vollkorn- oder Eiernudeln
- 1 Pfund mageres Rinderfilet, in dünne Scheiben geschnitten
- 2 Esslöffel Sojasauce (natriumarm)
- 1 Esslöffel Austernsauce
- 1 Esslöffel Hoisinsauce
- 1 Esslöffel Sesamöl

- 2 Teelöffel Pflanzenöl

- 3 Knoblauchzehen, gehackt

- 1 Esslöffel frischer Ingwer, gerieben

- 1 rote Paprika, in dünne Scheiben geschnitten

- 2 Tassen Spinatblätter

- 2 Frühlingszwiebeln, in Scheiben geschnitten

- Sesamsamen zum Garnieren (optional)

Nährwert-Information: Kalorien: 380 | Protein: 28g | Kohlenhydrate: 40g | Fett: 14g | Faser: 6g

Anweisungen:

1. Nudeln nach Packungsanleitung kochen. Abtropfen lassen und beiseite stellen.

2. In einer Schüssel dünn geschnittenes Rindfleisch 15 Minuten lang in Sojasauce, Austernsauce und Hoisinsauce marinieren.

3. Pflanzenöl und Sesamöl in einem Wok oder einer großen Pfanne bei mittlerer bis hoher Hitze erhitzen.

4. Gehackten Knoblauch und geriebenen Ingwer dazugeben und 1-2 Minuten anbraten, bis es aromatisch ist.

5. Mariniertes Rindfleisch unter ständigem Rühren in den Wok geben, bis es gar und gebräunt ist.

6. In Scheiben geschnittene rote Paprika dazugeben und weitere 2 Minuten kochen lassen.

7. Gekochte Nudeln und Spinat in den Wok geben und schwenken, bis der Spinat zusammenfällt und die Nudeln gut bedeckt sind.

8. Mit geschnittenen Frühlingszwiebeln und Sesamkörnern (falls verwendet) garnieren.

Serviervorschläge:

- Servieren Sie Lo Mein mit Rindfleisch und Spinat heiß, garniert mit zusätzlichen Frühlingszwiebeln und einer Prise Sesam. Dieses schnelle und schmackhafte Gericht besteht aus einer ausgewogenen Kombination aus Eiweiß, Gemüse und Nudeln und ist somit die ideale Wahl für ein sättigendes Abendessen.

Hamburger-Gemüsesuppe

- **Vorbereitungszeit**: 30 Minuten

- **Dient**: 6

Zutaten:

- 1 Pfund mageres Rinderhackfleisch

- 1 Zwiebel, gewürfelt

- 2 Karotten, geschält und in Scheiben geschnitten

- 2 Selleriestangen, in Scheiben geschnitten

- 2 Knoblauchzehen, gehackt

- 1 Dose (14 oz) gewürfelte Tomaten

- 1 Dose (8 oz) Tomatensauce

- 6 Tassen Rinderbrühe (natriumarm)

- 1 Tasse grüne Bohnen, gehackt

- 1 Tasse Maiskörner (frisch oder gefroren)

- 1 Tasse Erbsen (frisch oder gefroren)

- 2 Teelöffel italienisches Gewürz

- Salz und schwarzer Pfeffer nach Geschmack

- 2 Tassen Babyspinat

- Frische Petersilie zum Garnieren

Nährwert-Information: Kalorien: 280 | Protein: 20g | Kohlenhydrate: 20g | Fett: 12g | Ballaststoffe: 5g

Anweisungen:

1. In einem großen Topf das magere Hackfleisch bei mittlerer bis hoher Hitze anbraten, bis es vollständig gar ist.

2. Gewürfelte Zwiebeln, geschnittene Karotten, geschnittenen Sellerie und gehackten Knoblauch in den Topf geben. Anbraten, bis das Gemüse weich ist.

3. Gewürfelte Tomaten, Tomatensauce und Rinderbrühe hinzufügen. Zum Kombinieren umrühren.

4. Gehackte grüne Bohnen, Maiskörner, Erbsen, italienische Gewürze, Salz und schwarzen Pfeffer hinzufügen. Bringen Sie die Suppe zum Kochen.

5. 15–20 Minuten köcheln lassen, damit sich die Aromen vermischen und das Gemüse weicher wird.

6. Babyspinat einrühren und kochen, bis er zusammenfällt.

7. Bei Bedarf nachwürzen und heiß servieren, garniert mit frischer Petersilie.

Serviervorschläge:

- Servieren Sie die Hamburger-Gemüsesuppe mit Vollkornbrot oder einem leichten Salat. Diese herzhafte und nahrhafte Suppe ist eine wohltuende Option zum Abendessen, die die Reichhaltigkeit von Rindfleisch mit einer Vielzahl bunter Gemüsesorten kombiniert.

Desserts und Snacks für die Diät bei diabetischer Gastroparese

Root Beer Float Pie

- **Vorbereitungszeit:** 20 Minuten

- **Dient:** 8

Zutaten:

- 1 1/2 Tassen Graham-Cracker-Krümel

- 1/2 Tasse ungesalzene Butter, geschmolzen

- 1 Liter zuckerfreies Vanilleeis, weich

- 1 Tasse Diät-Wurzelbier

- 1 Packung (0,3 oz) zuckerfreie Vanille-Instant-Puddingmischung

- Schlagsahne zum Garnieren (optional)

Nährwert-Information: Kalorien: 250 | Protein: 5g | Kohlenhydrate: 30g | Fett: 14g | Ballaststoffe: 1g

Anweisungen:

1. In einer Schüssel Graham-Cracker-Krümel und geschmolzene Butter vermischen. Drücken Sie die Mischung auf den Boden einer Kuchenform, um eine Kruste zu formen.

2. In einer separaten Schüssel weiches Vanilleeis, Diät-Wurzelbier und die zuckerfreie Vanille-Instant-Puddingmischung verrühren, bis alles gut vermischt ist.

3. Gießen Sie die Eismischung in den vorbereiteten Boden und verteilen Sie sie gleichmäßig.

4. Den Kuchen mindestens 4 Stunden einfrieren, bis er fest ist.

5. Lassen Sie den Kuchen vor dem Servieren einige Minuten bei Zimmertemperatur ruhen, um das Schneiden zu erleichtern.

6. Optional können Sie jede Scheibe vor dem Servieren mit einem Klecks Schlagsahne belegen.

Serviervorschläge:

- Servieren Sie Root Beer Float Pie gekühlt an einem warmen Tag oder als köstliches Dessert nach einem leichten Abendessen. Dieser erfrischende und cremige Kuchen fängt den klassischen Root-Beer-Float-Geschmack in einer diabetikerfreundlichen Version ein.

Tropisches Mango-Eis am Stiel

- **Vorbereitungszeit:** 10 Minuten

- **Dient:** 6

Zutaten:

- 2 große reife Mangos, geschält und gewürfelt

- 1 Tasse griechischer Joghurt (ungesüßt)

- 1 Esslöffel Honig

- 1/2 Tasse Kokosmilch

- 1 Teelöffel Limettenschale

- 2 Esslöffel Limettensaft

Nährwert-Information: Kalorien: 80 | Protein: 3g | Kohlenhydrate: 15g | Fett: 1,5 g | Ballaststoffe: 2g

Anweisungen:

1. In einem Mixer gewürfelte Mangos pürieren, bis eine glatte Masse entsteht.

2. In einer Schüssel griechischen Joghurt, Honig (oder Zuckerersatz), Kokosmilch, Limettenschale und Limettensaft vermischen. Mischen, bis alles gut vermischt ist.

3. Die Mangopüree-Joghurt-Mischung in Eis am Stiel-Formen schichten.

4. Eis am Stiel hineinstecken und mindestens 4 Stunden lang oder bis zum vollständigen Festwerden einfrieren.

5. Halten Sie die Formen vor dem Servieren einige Sekunden lang unter warmes Wasser, damit sich die Eis am Stiel lösen.

Serviervorschläge:

- Genießen Sie tropisches Mango-Eis am Stiel als Dessert ohne schlechtes Gewissen oder als erfrischenden Snack an einem heißen Tag. Diese fruchtigen Eis am Stiel bieten einen tropischen Geschmack mit der Süße von Mango und einem Hauch Limette und machen sie zu einem köstlichen Genuss für alle Gelegenheiten.

Pfefferminz-Baiser

- **Vorbereitungszeit:** 15 Minuten

- **Dient:** 20 Baiser

Zutaten:

1. 3 große Eiweiße

2. 3/4 Tasse Erythritpulver (oder ein anderer Zuckerersatz)
3. 1/2 Teelöffel Pfefferminzextrakt
4. Eine Prise Weinstein
5. Zuckerfreie Schokoladenstückchen zum Garnieren (optional)

Nährwert-Information: Kalorien: 10 | Protein: 0g | Kohlenhydrate: 2g | Fett: 0g | Faser: 0g

Anweisungen:

1. Den Backofen auf 200°F (95°C) vorheizen. Ein Backblech mit Backpapier auslegen.
2. In einer sauberen, trockenen Schüssel das Eiweiß mit einer Prise Weinstein schlagen, bis sich weiche Spitzen bilden.
3. Nach und nach pulverisiertes Erythrit hinzufügen und weiter schlagen, bis sich steife Spitzen bilden.
4. Den Pfefferminzextrakt vorsichtig unterheben und darauf achten, dass die Baisermasse nicht austrocknet.

5. Geben Sie die Baisermasse in einen Spritzbeutel
   und spritzen Sie kleine Kreise auf das vorbereitete
   Backblech.

6. Legen Sie optional ein paar zuckerfreie
   Schokoladenstückchen auf jedes Baiser.

7. 1,5 bis 2 Stunden backen oder bis die Baisers
   knusprig und trocken sind.

8. Lassen Sie die Baiser vor dem Servieren vollständig
   abkühlen.

Serviervorschläge:

- Servieren Sie Pfefferminz-Baiser als leichtes und
  luftiges Dessert oder als festlichen Snack während
  der Feiertage. Diese zuckerfreien Leckereien sorgen
  für einen Hauch Pfefferminzgeschmack, ohne die
  zarte und knackige Textur traditioneller Baisers zu
  beeinträchtigen.

Low-Carb Studentenfutter

- **Vorbereitungszeit:** 10 Minuten

- **Dient:** 8

Zutaten:

- 1 Tasse Mandeln, ungesalzen

- 1/2 Tasse Walnüsse, ungesalzen

- 1/4 Tasse Kürbiskerne (Pepitas)

- 1/4 Tasse Sonnenblumenkerne

- 1/4 Tasse ungesüßte Kokosflocken

- 1/4 Tasse dunkle Schokoladenstückchen (zuckerfrei)

- 1/4 Tasse getrocknete Cranberries (ungesüßt)

- 1/2 Teelöffel Zimt

- 1/4 Teelöffel Meersalz

Nährwert-Information: Kalorien: 180 | Protein: 6g | Kohlenhydrate: 8g | Fett: 15g | Faser: 4g

Anweisungen:

1. In einer großen Schüssel Mandeln, Walnüsse, Kürbiskerne, Sonnenblumenkerne, Kokosflocken,

dunkle Schokoladenstückchen und getrocknete Preiselbeeren vermischen.

2. Streuen Sie Zimt und Meersalz über die Mischung.

3. Mischen Sie die Zutaten, bis sie gut vermischt sind.

4. Teilen Sie die Studentenfuttermischung in einzelne Portionen auf.

Serviervorschläge:

Genießen Sie Low-Carb Studentenfutter als praktischen und sättigenden Snack zwischendurch oder unterwegs.

Ingwer-Pflaumen-Tarte

- **Vorbereitungszeit:** 20 Minuten

- **Dient:** 8

Zutaten:

- 1 vorgefertigter kohlenhydratarmer Tortenboden

- 4 reife Pflaumen, in Scheiben geschnitten

- 1/4 Tasse Zuckerersatz (Erythrit oder eine andere geeignete Option)

- 1 Teelöffel gemahlener Ingwer

- 1 Esslöffel Mandelmehl

- 1/4 Tasse gehobelte Mandeln

- Zuckerfreie Schlagsahne zum Servieren (optional)

Nährwert-Information: Kalorien: 150 | Protein: 2g | Kohlenhydrate: 15g | Fett: 10g | Faser: 4g

Anweisungen:

1. Heizen Sie den Ofen gemäß den Anweisungen für den Tortenboden vor.
2. Den Tortenboden ausrollen und in eine Tarteform drücken.
3. In einer Schüssel geschnittene Pflaumen mit Zuckerersatz, gemahlenem Ingwer und Mandelmehl vermischen.
4. Die Pflaumenscheiben in den vorbereiteten Tortenboden legen.
5. Mandelblättchen über die Pflaumen streuen.
6. Nach den Anweisungen für den Tortenboden backen oder bis die Pflaumen weich sind.
7. Lassen Sie die Tarte abkühlen, bevor Sie sie anschneiden.

8. Nach Belieben mit einem Klecks zuckerfreier Schlagsahne servieren.

Serviervorschläge:

- Gönnen Sie sich die würzige und aromatische Ingwer-Pflaumen-Tarte als raffiniertes Dessert nach dem Abendessen.

Getränke/Getränke für die Diät bei diabetischer Gastroparese

Cinny-Tee

- **Vorbereitungszeit**: 10 Minuten
- **Dient**: 2

Zutaten:

- 2 Zimtstangen
- 2 Tassen heißes Wasser
- 1 Teelöffel schwarze Teeblätter
- 1 Esslöffel Zuckerersatz (Erythrit oder eine andere geeignete Option)

Nährwert-Information: Kalorien: 0 | Protein: 0g | Kohlenhydrate: 0g | Fett: 0g | Faser: 0g

Anweisungen:

1. Geben Sie die Zimtstangen in eine Teekanne.
2. Die Zimtstangen mit heißem Wasser übergießen und 5 Minuten ziehen lassen.
3. Schwarze Teeblätter in die Kanne geben und weitere 3–4 Minuten ziehen lassen.
4. Den Tee in Tassen abseihen und die Zimtstangen und Teeblätter wegwerfen.
5. Optional nach Belieben mit einem Zuckerersatz süßen.
6. Heiß servieren und die wohlige Wärme von Cinny Tea genießen.

Serviervorschläge:

- Cinny Tea ist ein köstliches, koffeinfreies Getränk, perfekt für gemütliche Abende. Kombinieren Sie es mit einem Schuss Mandelmilch für zusätzliche Cremigkeit oder genießen Sie es pur für ein wohltuendes, aromatisches Erlebnis.

Kürbis-Latte

- **Vorbereitungszeit:** 15 Minuten

- **Dient**: 2

Zutaten:

- 1 Tasse ungesüßte Mandelmilch

- 1/4 Tasse Kürbispüree aus der Dose

- 1 Esslöffel Zuckerersatz (Erythrit oder eine andere geeignete Option)

- 1/2 Teelöffel Kürbisgewürzmischung

- 1/2 Tasse stark gebrühter Kaffee oder Espresso

- Zuckerfreie Schlagsahne zum Garnieren (optional)

Nährwert-Information: Kalorien: 30 | Protein: 1g | Kohlenhydrate: 3g | Fett: 2g | Ballaststoffe: 1g

Anweisungen:

1. In einem kleinen Topf Mandelmilch, Kürbispüree, Zuckerersatz und Kürbisgewürzmischung bei mittlerer Hitze erhitzen.

2. Die Mischung verquirlen, bis sie gut vermischt und durchgewärmt ist, aber nicht kocht.

3. Brühen Sie starken Kaffee oder Espresso separat.

4. Teilen Sie den Kaffee auf zwei Tassen auf.

5. Die Kürbismischung über den Kaffee gießen.

6. Optional mit zuckerfreier Schlagsahne belegen.

7. Vorsichtig umrühren und den wohligen Geschmack von Pumpkin Latte genießen.

Serviervorschläge:

- Pumpkin Latte ist ein perfekter Herbstgenuss. Kombinieren Sie es mit einer Prise Zimt oder Muskatnuss für einen zusätzlichen Geschmacksexplosion. Dieser kalorienarme, diabetesfreundliche Latte ist eine köstliche Alternative zu traditionellen Coffeeshop-Angeboten.

Mojito-Mocktails

- **Vorbereitungszeit:** 10 Minuten
- **Dient:** 2

Zutaten:

- 1 Tasse frische Minzblätter
- 1 Esslöffel Zuckerersatz (Erythrit oder eine andere geeignete Option)
- 1 Limette, entsaftet
- 1/2 Tasse ungesüßtes Mineralwasser mit Limettengeschmack
- Eiswürfel
- Frische Minzzweige zum Garnieren

Nährwert-Information: Kalorien: 5 | Protein: 0g | Kohlenhydrate: 2g | Fett: 0g | Ballaststoffe: 1g

Anweisungen:

1. In einem Glas frische Minzblätter mit Zuckerersatz vermischen.
2. Limettensaft in das Glas geben und umrühren.
3. Füllen Sie das Glas mit Eiswürfeln.

4. Gießen Sie ungesüßtes Mineralwasser mit Limettengeschmack über das Eis.

5. Vorsichtig umrühren, um die Aromen zu vermischen.

6. Mit frischen Minzzweigen garnieren.

7. Sofort servieren und den erfrischenden Geschmack der Mojito-Mocktails genießen.

Serviervorschläge:

- Mojito-Mocktails sind eine köstliche alkoholfreie Option. Genießen Sie sie an einem sonnigen Nachmittag oder als erfrischendes und sättigendes Getränk an warmen Abenden.

Dandy Chai

- **Vorbereitungszeit:** 15 Minuten

- **Dient:** 2

Zutaten:

- 2 Tassen ungesüßte Mandelmilch

- 2 Esslöffel gerösteter Löwenzahnwurzeltee

- 1 Teelöffel gemahlener Zimt

- 1/2 Teelöffel gemahlener Ingwer

- 1/4 Teelöffel gemahlener Kardamom

- 1 Esslöffel Zuckerersatz (Erythrit oder eine andere geeignete Option)

- Eine Prise schwarzer Pfeffer (optional)

Nährwert-Information: Kalorien: 15 | Protein: 1g | Kohlenhydrate: 2g | Fett: 1g | Ballaststoffe: 1g

Anweisungen:

1. In einem kleinen Topf Mandelmilch erhitzen, bis sie warm, aber nicht kocht.

2. Gerösteten Löwenzahnwurzeltee, gemahlenen Zimt, gemahlenen Ingwer, gemahlenen Kardamom und Zuckerersatz in den Topf geben.

3. Die Mischung bei schwacher Hitze 10 Minuten lang köcheln lassen, damit sich die Aromen vermischen.

4. Den Tee in Tassen abseihen und dabei die Teeblätter entfernen.

5. Bei Bedarf eine Prise schwarzen Pfeffer hinzufügen.

6. Gut umrühren und den einzigartigen Geschmack von Dandy Chai genießen.

Serviervorschläge:

- Dandy Chai ist eine koffeinfreie Alternative mit erdigen Noten. Kombinieren Sie es mit einer Zimtstange oder einer Prise Zimt darüber für zusätzliche Wärme und Geschmack. Dieser Kräuter-Chai ist ein gemütliches und wohltuendes Getränk für jede Tageszeit.

Roibuschtee

- **Vorbereitungszeit:** 5 Minuten
- **Dient:** 2

Zutaten:

- 2 Rooibos-Teebeutel
- 2 Tassen heißes Wasser
- 1 Esslöffel Zuckerersatz (Erythrit oder eine andere geeignete Option)
- Frische Zitronenscheiben zum Garnieren

Nährwert-Information: Kalorien: 0 | Protein: 0g | Kohlenhydrate: 0g | Fett: 0g | Faser: 0g

Anweisungen:

1. Legen Sie Rooibos-Teebeutel in eine Teekanne.

2. Gießen Sie heißes Wasser über die Teebeutel und lassen Sie sie 3–5 Minuten ziehen. Nehmen Sie die Teebeutel heraus und entsorgen Sie sie.

3. Zuckerersatz einrühren, bis er sich aufgelöst hat.

4. Gießen Sie den Tee in Tassen.

5. Mit frischen Zitronenscheiben garnieren.

6. Genießen Sie den milden und wohltuenden Geschmack von Rooibos-Tee.

Serviervorschläge:

- Rooibos-Tee, auch Rotbuschtee genannt, ist koffeinfrei und reich an Antioxidantien. Kombinieren Sie es mit einer Zitronenscheibe für eine zitronige Note oder genießen Sie es pur für ein beruhigendes und feuchtigkeitsspendendes Erlebnis.

KAPITEL 3

30-Tage-Speiseplan für die Diät bei diabetischer Gastroparese

Bitte beachten Sie, dass der bereitgestellte Speiseplan ein Beispiel ist und nicht als Empfehlung zum Verzehr aller aufgeführten Rezepte an einem Tag interpretiert werden sollte.

Dieser Speiseplan soll Inspiration und Anleitung für eine gesunde Mahlzeitenzubereitung bieten. Sie können diesen Plan jederzeit an Ihre Vorlieben und Ernährungsbedürfnisse anpassen.

Tag 1

- **Frühstück:** Weiße Cheddar-Zucchini-Muffins
- **Mittagessen:** Thunfisch-Teriyaki-Kabobs
- **Abendessen:** Feta-Kichererbohnen-Salat
- **Snack:** Root Beer Float Pie

Tag 2:

- **Frühstück:** Kürbis-Latte

- **Mittagessen:** Knoblauch-Tilapia mit würzigem Grünkohl

- **Abendessen:** Jakobsmuscheln in der Pfanne

- **Snack:** Tropisches Mango-Eis am Stiel

Tag 3:

- **Frühstück:** Mojito-Mocktails

- **Mittagessen:** Garnelen-Orzo mit Feta

- **Abendessen:** Carne Asada Tacos

- **Snack:** Pfefferminz-Baiser

Tag 4:

- **Frühstück:** Dandy Chai

- **Mittagessen:** Fisch-Tacos mit Guacamole

- **Abendessen:** Grüner Göttinnensalat mit Kichererbsen

- **Snack:** Low-Carb Studentenfutter

Tag 5:

- **Frühstück:** Roibuschtee

- **Mittagessen:** Caprese-Sandwich

- **Abendessen:** Asiatische Salat-Wraps

- **Snack:** Ingwer-Pflaumen-Tarte

Tag 6:

- **Frühstück:** Mini-Mais-, Käse- und Basilikum-Frittatas

- **Mittagessen:** Artischocken-Ratatouille-Hähnchen

- **Abendessen:** Rindfleisch und Spinat Lo Mein

- **Snack:** In Schokolade getauchte Erdbeeren mit Mandeln

Tag 7:

- **Frühstück:** Vegetarische Eier und Linsen auf Toast

- **Mittagessen:** Eiersalat-Salat-Wraps

- **Abendessen:** Hamburger-Gemüsesuppe

- **Snack:** Chia-Samen-Beeren-Parfait

Tag 8:

- **Frühstück:** Cinny-Tee

- **Mittagessen:** Thunfisch-Teriyaki-Kabobs

- **Abendessen:** Feta-Kichererbohnen-Salat

- **Snack:** Root Beer Float Pie

Tag 9:

- **Frühstück:** Kürbis-Latte

- **Mittagessen:** Knoblauch-Tilapia mit würzigem Grünkohl

- **Abendessen:** Jakobsmuscheln in der Pfanne

- **Snack:** Tropisches Mango-Eis am Stiel

Tag 10:

- **Frühstück:** Mojito-Mocktails

- **Mittagessen:** Garnelen-Orzo mit Feta

- **Abendessen:** Carne Asada Tacos

- **Snack:** Pfefferminz-Baiser

Tag 11:

- **Frühstück:** Dandy Chai

- **Mittagessen:** Fisch-Tacos mit Guacamole

- **Abendessen:** Grüner Göttinnensalat mit Kichererbsen

- **Snack:** Low-Carb Studentenfutter

Tag 12:

- **Frühstück:** Roibuschtee

- **Mittagessen:** Caprese-Sandwich

- **Abendessen:** Asiatische Salat-Wraps

- **Snack:** Ingwer-Pflaumen-Tarte

Tag 13:

- **Frühstück:** Mini-Mais-, Käse- und Basilikum-Frittatas

- **Mittagessen:** Artischocken-Ratatouille-Hähnchen

- **Abendessen:** Rindfleisch und Spinat Lo Mein

- **Snack:** In Schokolade getauchte Erdbeeren mit Mandeln

Tag 14:

- **Frühstück:** Vegetarische Eier und Linsen auf Toast

- **Mittagessen:** Eiersalat-Salat-Wraps

- **Abendessen:** Hamburger-Gemüsesuppe

- **Snack:** Chia-Samen-Beeren-Parfait

Tag 15:

- **Frühstück:** Cinny-Tee

- **Mittagessen:** Thunfisch-Teriyaki-Kabobs

- **Abendessen:** Feta-Kichererbohnen-Salat

- **Snack:** Root Beer Float Pie

Tag 16:

- **Frühstück:** Kürbis-Latte

- **Mittagessen:** Knoblauch-Tilapia mit würzigem Grünkohl

- **Abendessen:** Jakobsmuscheln in der Pfanne

- **Snack:** Tropisches Mango-Eis am Stiel

Tag 17:

- **Frühstück:** Mojito-Mocktails

- **Mittagessen:** Garnelen-Orzo mit Feta

- **Abendessen:** Carne Asada Tacos

- **Snack:** Pfefferminz-Baiser

Tag 18:

- **Frühstück:** Dandy Chai

- **Mittagessen:** Fisch-Tacos mit Guacamole

- **Abendessen:** Grüner Göttinnensalat mit Kichererbsen

- **Snack:** Low-Carb Studentenfutter

Tag 19:

- **Frühstück:** Roibuschtee

- **Mittagessen:** Caprese-Sandwich

- **Abendessen:** Asiatische Salat-Wraps

- **Snack:** Ingwer-Pflaumen-Tarte

Tag 20:

- **Frühstück:** Mini-Mais-, Käse- und Basilikum-Frittatas

- **Mittagessen:** Artischocken-Ratatouille-Hähnchen

- **Abendessen:** Rindfleisch und Spinat Lo Mein

- **Snack:** In Schokolade getauchte Erdbeeren mit Mandeln

Tag 21:

- **Frühstück:** Vegetarische Eier und Linsen auf Toast

- **Mittagessen:** Eiersalat-Salat-Wraps

- **Abendessen:** Hamburger-Gemüsesuppe

- **Snack:** Chia-Samen-Beeren-Parfait

Tag 22:

- **Frühstück:** Cinny-Tee

- **Mittagessen:** Thunfisch-Teriyaki-Kabobs

- **Abendessen:** Feta-Kichererbohnen-Salat

- **Snack:** Root Beer Float Pie

Tag 23:

- **Frühstück:** Kürbis-Latte

- **Mittagessen:** Knoblauch-Tilapia mit würzigem Grünkohl

- **Abendessen:** Jakobsmuscheln in der Pfanne

- **Snack:** Tropisches Mango-Eis am Stiel

Tag 24:

- **Frühstück:** Mojito-Mocktails

- **Mittagessen:** Garnelen-Orzo mit Feta

- **Abendessen:** Carne Asada Tacos

- **Snack:** Pfefferminz-Baiser

Tag 25:

- **Frühstück:** Dandy Chai

- **Mittagessen:** Fisch-Tacos mit Guacamole

- **Abendessen:** Grüner Göttinnensalat mit Kichererbsen

- **Snack:** Low-Carb Studentenfutter

Tag 26:

- **Frühstück:** Roibuschtee

- **Mittagessen:** Caprese-Sandwich

- **Abendessen:** Asiatische Salat-Wraps

- **Snack:** Ingwer-Pflaumen-Tarte

Tag 27:

- **Frühstück:** Mini-Mais-, Käse- und Basilikum-Frittatas

- **Mittagessen:** Artischocken-Ratatouille-Hähnchen

- **Abendessen:** Rindfleisch und Spinat Lo Mein

- **Snack:** In Schokolade getauchte Erdbeeren mit Mandeln

Tag 28:

- **Frühstück:** Vegetarische Eier und Linsen auf Toast

- **Mittagessen:** Eiersalat-Salat-Wraps

- **Abendessen:** Hamburger-Gemüsesuppe

- **Snack:** Chia-Samen-Beeren-Parfait

Tag 29:

- **Frühstück:** Cinny-Tee

- **Mittagessen:** Thunfisch-Teriyaki-Kabobs

- **Abendessen:** Feta-Kichererbohnen-Salat

- **Snack:** Root Beer Float Pie

Tag 30:

- **Frühstück:** Kürbis-Latte

- **Mittagessen:** Knoblauch-Tilapia mit würzigem Grünkohl

- **Abendessen:** Jakobsmuscheln in der Pfanne

- **Snack:** Tropisches Mango-Eis am Stiel

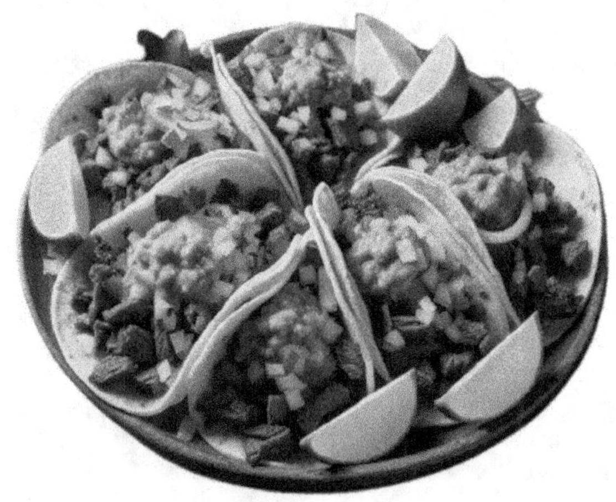

KAPITEL 4

Abschluss

Abschließend bietet „The Diabetic Gastroparesis Diet Cookbook" nicht nur eine Rezeptsammlung, sondern einen ganzheitlichen Leitfaden zur Bewältigung der Herausforderungen bei der Bewältigung diabetischer Gastroparese durch achtsames und geschmackvolles Essen.

Bei dieser Reise durch die Ernährung geht es nicht nur um Einschränkungen, sondern darum, eine erneuerte Beziehung zum Essen einzugehen, bei der die Gesundheit im Vordergrund steht, ohne Kompromisse beim Geschmack einzugehen.

Am Ende dieser kulinarischen Expedition ist es wichtig, die kraftvollen Prinzipien zu erkennen, die diesem Kochbuch zugrunde liegen.

Die Vorteile dieser Diät gehen über die bloße Ernährung hinaus. Indem Sie die sorgfältig zusammengestellten Prinzipien auf diesen Seiten verstehen und umsetzen, gehen Sie nicht nur die spezifischen Herausforderungen der

Gastroparese an, sondern fördern auch das allgemeine Wohlbefinden.

Die Verwendung gesunder Zutaten, eine durchdachte Essensplanung und die Vermeidung problematischer Lebensmittel tragen zu einem Lebensstil bei, der nicht nur die körperliche Gesundheit, sondern auch eine positive Beziehung zu Lebensmitteln fördert.

Der umfassende Speiseplan, der vom Frühstück bis zum Dessert und den Getränken reicht, bietet einen Leitfaden für eine einmonatige kulinarische Entdeckungsreise. Die vielfältige Auswahl an Rezepten sorgt dafür, dass jeder Tag mit Spannung erfüllt wird, während Sie die reichhaltige Geschmacksvielfalt genießen und gleichzeitig die Richtlinien der Diabetic Gastroparesis-Diät einhalten.

Ganz im Sinne eines kulinarischen Abenteuers lädt dieses Kochbuch dazu ein, mit neuen Zutaten, Texturen und Kombinationen zu experimentieren. Es regt dazu an, diätetische Einschränkungen nicht mehr als Einschränkungen zu betrachten, sondern sie als Möglichkeiten für Kreativität und Entdeckungen in der Küche zu betrachten.

Denken Sie auf Ihrer persönlichen Reise mit diesem Kochbuch daran, dass jede Mahlzeit eine Gelegenheit ist, nicht nur den Körper, sondern auch den Geist zu nähren.

Mögen Sie mit diesen Rezepten Freude an der Küche haben, jeden Bissen genießen und entdecken, dass die Behandlung einer diabetischen Gastroparese eine geschmackvolle und erfüllende Erfahrung sein kann.

Auf eine strahlende Gesundheit und die endlosen Möglichkeiten, die eine gut durchdachte, achtsame Ernährung Ihnen bieten kann.

www.ingramcontent.com/pod-product-compliance
Lightning Source LLC
Chambersburg PA
CBHW051824250726
48659CB00005B/1655